NOTICE

SUR LE

CHOLERA-MORBUS

SPORADIQUE ET PESTILENTIEL.

PAR LE MÊME :

ANATOMIE DE LA LANGUE, et Expériences physiogiques sur son système nerveux;

TRAITÉ DES EAUX THERMALES DE BOURBONNE-LES-BAINS.

DE L'IMPRIMERIE DE LACHEVARDIERE,
RUE DU COLOMBIER, N° 30, A PARIS.

NOTICE

SUR LE

CHOLERA-MORBUS

SPORADIQUE ET PESTILENTIEL,

PAR M. MAGISTEL,

DOCTEUR EN MÉDECINE,

CHIRURGIEN DU TROISIÈME BATAILLON DE LA PREMIÈRE LÉGION
DE LA GARDE NATIONALE DE PARIS, ETC.

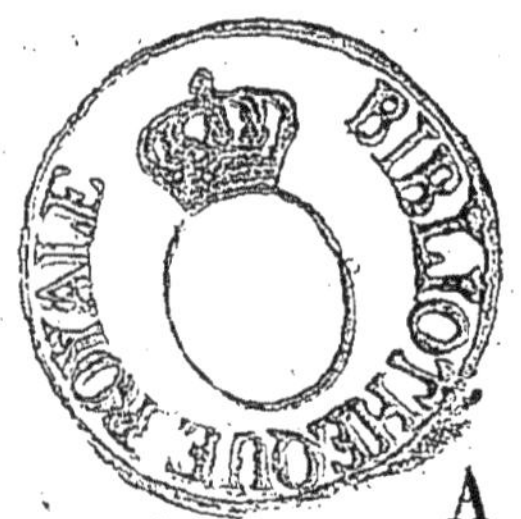

A PARIS,

CHEZ M. MAGISTEL,

RUE DU FAUBOURG SAINT-HONORÉ, N° 109;

ET CHEZ LES LIBRAIRES DE L'ÉCOLE DE MÉDECINE.

1er Septembre 1831.

En écrivant ces lignes sur le choléra-morbus, je n'ai fait que céder à la demande de quelques personnes auxquelles je donne habituellement des soins. Si cette maladie pénétrait en France, nous serions certainement plus éclairés encore que nous ne le sommes maintenant, sur sa nature et son traitement, par les recherches que font, sans doute, plusieurs membres de notre Académie de Médecine, et les commissions spéciales qui ont été envoyées à l'étranger. On peut déjà consulter les ouvrages de MM. Moreau de Jonnès, Ranque, Millingen, Kéraudren, le baron Larrey, Saucerotte, etc.; je me trouverai heureux, néanmoins, si je puis être de la moindre utilité à mes concitoyens.

NOTICE

SUR LE

CHOLERA-MORBUS

SPORADIQUE ET PESTILENTIEL.

Le choléra-morbus n'est point une maladie nouvelle, on en trouve des descriptions dans les ouvrages d'Hippocrate, de Galien, de Sydenham etc. Il n'a point cessé de paraître dans nos contrées ; mais les observations en étant rares, son existence est peu connue hors du monde médical. Le mot choléra vient des mots grecs χολὴ *bile*, ῥέω *couler*. Il fut, dit-on, donné primitivement à cette affection par Hippocrate; mais il ne donne point une idée bien juste de la maladie, non plus que ceux de cholérée donné par Beaumes, de cholerragie donné par Chaussier. Il est, en effet, une foule de maladies où l'on observe des vomissemens de bile. Peut-on distinguer plusieurs espèces de choléra comme l'ont fait quelques auteurs? Ce serait une erreur, car les symptômes de choléra que présentent certaines affections, tiennent à des lésions accidentelles plus ou moins graves des voies digestives, et non point à cette maladie spontanée et essentielle qui constitue le choléra-morbus. On lui donne dans le Bengale le nom de *mordéchi* ou *mal de chien*. Il y en eut une épidémie dans ce pays en 1762. Il a été observé à l'île Bourbon, et plusieurs fois sur nos vaisseaux de guerre. Jusqu'en 1817, ce terrible fléau n'avait guère sévi que sous des climats brûlans, et son intensité diminuait lorsque les chaleurs disparaissaient. C'était surtout dans l'Inde qu'il exerçait ses ravages. Il y règne parfois d'une manière épidémique, et donne la mort en peu d'heures lorsque de prompts secours ne sont point administrés. En Europe, ses symptômes avaient toujours été moins intenses, et la maladie cessait aux approches de l'hiver; mais en Perse, en Syrie, et dans les autres contrées où il s'est répandu, ses ravages n'ont pas toujours été en rapport avec la chaleur de l'atmosphère; c'est ainsi qu'en 1817 et 1818, il continua ses progrès sans interruption.

On prétend que le choléra tire son origine des bords fangeux du Gange, et je passerai sous silence toutes les fables que l'on s'est plu à débiter à ce sujet. Il s'étendit, dit-on, quelle que fût la position des lieux qu'il parcourait. Apporté en Pologne par des corps d'armée russes qui stationnaient auparavant sur les frontières de Perse, après avoir envahi la plus grande partie des états de Russie, il menace Vienne et Berlin. Il n'est donc point étonnant que quelques personnes qui ne tiennent pas compte de circonstances bien différentes, le voient déjà marcher sur les frontières de France, et même se diriger sur Paris; mais nous avons tout lieu de croire que les précautions prises par le gouvernement l'empêcheront de se propager parmi nous. Ici se présente une grave question. Le choléra qui ravage la Russie, la Pologne, etc., est-il contagieux? Est-il transporté dans l'atmosphère par les miasmes qui s'élèvent des lieux où il sévit? Nous devons dire que jusqu'ici les recherches des médecins les plus dévoués ont peu éclairé ce sujet. Cependant, n'est-il pas de toute probabilité que le choléra est contagieux, qu'il se communique d'individu à individu, ou par des objets qui ont appartenu à des cholériques? La marche qu'il a suivie jusqu'à ce jour, et qui nous a été indiquée par M. Moreau de Jonnés, n'en est-elle pas une preuve? Nulle part le choléra asiatique ne s'est montré subitement en Europe, sans que les personnes qui en ont été victimes n'eussent été préalablement soumises au mode de contagion dont nous venons de parler; il y a toujours eu contact immédiat. Les cordons sanitaires ne sont donc point inutiles. Il est tout-à-fait déraisonnable et pernicieux de vouloir faire croire que cette maladie se propage, quelques soins que l'on prenne pour s'y opposer. Cela ne tendrait à rien moins qu'à faire repousser toute mesure d'hygiène publique, à exciter des troubles, et effrayer même les esprits les plus forts. De même que la fièvre jaune et la peste n'ont jamais existé dans nos contrées sans y avoir été importées, ainsi le choléra que nous redoutons, maladie asiatique, ne peut devenir épidémique chez nous qu'après y avoir été importée primitivement par la contagion. Mais, dira-t-on, plusieurs médecins se sont inoculé le choléra et n'en ont pas été atteints! Le baron Desgenettes n'est pas mort de la peste, et cependant plusieurs chirurgiens de marine qui ont tenté les mêmes expériences, ont été victimes de leur courage.

Je ne prétends point résoudre une question sur laquelle on discutera bien long-temps encore, mais je soutiendrai toujours qu'il est bien loin d'être démontré qu'il nous soit impossible de nous soustraire à ce fléau; que nous avons eu des épidémies de maladies originaires de nos pays qui nous ont enlevé plus de monde encore que n'en tue le choléra dans les pays qu'il ravage, et qu'il n'est peut-être pas autant à craindre qu'un grand nombre d'affections que je pourrais citer; d'ailleurs l'hygiène publique est beaucoup plus avancée en France que parmi les peuples chez lesquels le choléra s'est montré jusqu'à présent. Les soins de l'administration sanitaire, les observations dont les médecins français ont profité, doivent rassurer les personnes les plus timorées.

C'est toujours dans les lieux très populeux, mal aérés, dans les rues sales et étroites, que le choléra sévit davantage. Ce sont les classes qui vivent dans la misère et la malpropreté, qui y sont le plus exposées. Voyez ce qui se passe en Pologne ! Cette maladie règne presque exclusivement parmi les militaires qui sont soumis à toute espèce de privations, et chez les juifs dont la malpropreté est extrême dans ce pays.

Nous voyons que partout où a régné le choléra il n'a point atteint toutes les personnes qui se trouvaient exposées à la contagion. On ne peut s'empêcher de remarquer que cette affection attaque de préférence tel village, tel hameau, telle personne. C'est qu'en effet il est des dispositions particulières sous l'influence desquelles il se développe de préférence. Les lieux marécageux, ceux où il existe des brouillards presque constans, ceux où il y a des matières animales ou végétales en putréfaction, seront le séjour de prédilection du choléra; et, en effet, les conditions voulues pour tant d'autres maladies ne peuvent manquer de prédisposer au choléra. L'air froid et humide, chaud et humide, les alimens indigestes, l s excès de tout genre, la négligence des précautions hygiéniques les plus ordinaires, prédisposent à le contracter. On a pensé que certains tempéramens y étaient plus sujets que d'autres. On a fait peu de remarques à ce sujet; mais il n'est pas douteux que les constitutions les meilleures et les tempéramens les plus sages ne soient le moins exposés à la contagion. Quant aux maladies chroniques, il serait possible que celles des voies digestives fussent d'assez mauvaises conditions; mais il y a encore ici une large part à faire à l'influence que doivent avoir sur les personnes les autres circonstances dans lesquelles elles se trouvent.

Si le choléra est reconnu contagieux, nous n'avons point d'autre cause à rechercher. Il faut cependant tenir compte de toutes les causes prédisposantes. Un des meilleurs moyens de s'y soustraire est de connaître celles qui peuvent donner spontanément le choléra-morbus que l'on observe quelquefois dans nos contrées. La chaleur brûlante est une de ces causes. Le choléra sporadique est plus commun en Afrique, en Espagne, en Italie, qu'en France. Parmi les causes qui, agissant sur les voies digestives, peuvent favoriser son apparition, nous devons noter: la falsification des alimens et des boissons, l'usage des viandes salées et faisandées, des poissons salés, marinés, de la chair de porc, des ragoûts épicés, des fruits verts et crus, du melon, des concombres, des prunes, etc.; les boissons froides, à la glace, l'eau de citerne, la bière après les repas. Ces alimens et ces boissons sont particulièrement signalés, mais tous ceux d'une digestion difficile doivent être compris dans la même classe. Les impressions morales vives, surtout lorsque l'estomac est plein, peuvent donner le choléra. Les auteurs en citent des observations à la suite d'accès de colère, de terreur. La suppression de transpiration, surtout du ventre, en est souvent la cause, principalement dans les pays chauds. Les dysenteries qui règnent souvent dans les armées sont presque toujours dues à un refroidissement subit, au froid qui, pendant la nuit, saisit au bivouac le militaire qui a souffert de la chaleur pendant toute la journée. J'ai vu les coliques de Madrid, que Luzuriaga attribue à l'usage de vases mal vernissés, atteindre des personnes qui n'avaient point encore été soumises à ces causes; et les accidens nerveux ne me paraissaient dus qu'à une forte réaction sur le système nerveux organique, produite par la suppression de l'exhalation cutanée.

Quelle est la nature du choléra-morbus? On l'a considéré tour à tour comme une affection spasmodique, typhoïde, adynamique, enfin, comme une gastrite. Il est difficile d'admettre qu'une phlegmasie marche avec autant de rapidité que le choléra, et puisse emporter des malades en peu d'heures, sans laisser des traces de son existence. Presque tous les médecins pensent maintenant que cette affection est nerveuse et spasmodique, et que l'inflammation de l'estomac et des intestins en est souvent la suite. Dans le choléra sporadique, les ouvertures de cadavres n'ont, la plupart du temps, offert que des traces insignifiantes dans l'estomac ou dans quelques portions des intestins. Souvent on ne trouve aucun indice de cette maladie. Dans le choléra pestilentiel, le cadavre est fort amaigri, décharné quoique le sujet fût robuste. Le cerveau a présenté de légères altérations, les poumons aucune. Le cœur est un peu plus volumineux que dans l'état normal, et son tissu plus mou. Le ventricule droit est rempli d'un sang noir. Les veines contenaient un sang noir et liquide. L'estomac était vide ou contenait des matières blanchâtres, visqueuses. La vésicule biliaire était distendue par une bile noire ou verdâtre. Les canaux biliaires avaient augmenté de capacité. La muqueuse intestinale était phlogosée ainsi que le péritoine. Parfois on y trouvait des taches gangréneuses, mais souvent aussi on ne trouve absolument rien. Voilà maintenant ce que M. Londe, président de la commission nommée par l'Académie, écrit de Pologne : « A l'ouverture des cadavres, on rencontre le système veineux gorgé d'un sang très noir, plus souvent liquide que coagulé ; le cœur présente un peu de mollesse ; le système artériel est vide de sang. Dans l'appareil cérébro-spinal on remarque une forte injection de la pie-mère et des vaisseaux sanguins de la pulpe nerveuse. Les poumons sont généralement sains, mais gorgés de sang. La membrane muqueuse de l'estomac offre tantôt des traces de lésions aiguës ou chroniques, tantôt de simples injections. Le foie est le plus ordinairement sain, mais gorgé d'un sang très noir. La vésicule biliaire est distendue par une bile brune, verdâtre ou noire. La vessie est vide et fortement contractée. » M. Londe n'a trouvé encore qu'une seule fois des invaginations d'intestins et des vers lombricoïdes. D'après les renseignemens donnés par d'autres médecins, il paraît que l'on rencontre une forte injection des ganglions nerveux du trisplanchique et de la pulpe nerveuse.

C'est d'après ces résultats anatomiques que l'on a voulu assigner un caractère spécial au choléra. Quoique l'on ne puisse disconvenir qu'une inflammation ordinaire peut marcher avec la plus grande promptitude, il est évident que l'irritation nerveuse, que l'inflammation nerveuse si l'on veut, joue ici le plus grand rôle, et que les nerfs trisplanchniques et pneumo-gastriques sont le siége du mal et des désordres nerveux que l'on remarque dans la marche si rapide de la maladie. Comme nous le verrons plus tard, le mode de traitement qui réussit le mieux est totalement en faveur de cette opinion. Je crois à propos de faire remarquer ici que M. Récamier, et plusieurs autres médecins, regardent la dysenterie même comme une affection nerveuse.

L'invasion du choléra-morbus est fort souvent subite ; les déjections, les vomissemens et les autres symptômes paraissent sur-le-champ. D'autres fois, au contraire, il est annoncé, quelques heures d'avance, par des éructations, de la céphalalgie, un frisson général, des douleurs à l'épigastre, des coliques, des nausées. Dans tous les cas, les matières évacuées sont d'abord aqueuses ou mêlées d'alimens ; bientôt les vomissemens sont entièrement bilieux ; la douleur épigastrique devient insupportable, les secousses de l'estomac et des intestins, les contractions du ventre, causent une anxiété extrême ; les matières sont ensuite brunes, noirâtres, porracées, ou composées entièrement d'un sang noir, fétides. La respiration est courte, la voix rauque ; le pouls est petit, irrégulier, souvent imperceptible ; la soif est ardente, la pâleur extrême ; la prostration des forces est portée au plus haut point ; le corps se couvre d'une sueur froide : syncopes fréquentes, secousses convulsives, intermittentes ; crampes douloureuses, hoquet fréquent, et impossibilité de rien garder dans l'estomac : les lavemens sont également repoussés. Dans l'Inde, l'invasion est presque constamment soudaine, et les symptômes marchent avec une rapidité effrayante ; les conditions de l'atmosphère brûlante hâtent cette rapidité : tels sont les symptômes indiqués par tous les observateurs. Voici maintenant ceux qui ont été observés en Pologne.

« Quand l'invasion du choléra n'est pas subite, elle est précédée d'un sentiment de malaise dans toute la région abdominale, de nausées, de vertiges, de crampes, et d'un dévoiement qui dure de six à huit heures. Bientôt la peau devient livide ; les extrémités sont froides et glacées ; la figure est décomposée et d'un aspect tout particulier, les yeux sont profondément enfoncés dans l'orbite : souvent le globe de l'œil est relevé de manière qu'on n'en aperçoit que le blanc ; toute la peau de la face est injectée comme chez un asphyxié. Il survient des vomissemens de matières plutôt séreuses que muqueuses, et des déjections tantôt brunes, tantôt blanchâtres ; quelquefois ces deux symptômes manquent, ou bien ne se présentent qu'au début ou à la fin de la maladie ; la langue est blanche et froide, la soif intense, inextinguible ; l'épigastre et l'abdomen sont très douloureux ; souvent les parois abdominales sont comme collées contre la colonne vertébrale. La respiration est extrêmement gênée ; le pouls est petit, souvent imperceptible, même aux artères carotides. Les crampes continuent et arrachent des gémissemens aux malades ; enfin, l'excrétion de l'urine est nulle. Ces désordres ne sont accompagnés d'aucun délire, et les malades répondent juste aux questions qui leur sont adressées. L'expression de la face, les crampes, le froid, l'absence du pouls et de la sécrétion urinaire, sont des symptômes constans et caractéristiques. »

Le choléra-morbus est une maladie terrible, lorsqu'il règne épidémiquement ; il suffit de quelques heures pour faire périr le malade ; quelquefois il dure deux ou trois jours, mais lorsqu'il dépasse vingt-quatre heures, il est assez ordinairement mortel. Le choléra venant par suite d'une indigestion, est d'un pronostic moins grave : on le dit plus dangereux chez les hommes que chez les femmes. Toujours est-il que, de quelque nature qu'il soit, le choléra peut ne durer que quelques heures, et les malades se bien porter peu de jours après. Pour cela cependant, il est une chose essentielle, c'est de recevoir des secours immédiatement après l'invasion. La grande mortalité que l'on observe ne paraît régner que parmi les classes qui ne peuvent point se procurer les besoins de la vie, ou chez les personnes qui s'exposent volontairement à toutes les causes qui peuvent le faire développer. Il est bien prouvé que la mortalité qui dépeuple les villes infectées maintenant par le choléra, est autant due aux typhus qui se développent par suite de l'encombrement, de la guerre et de la misère, qu'au choléra lui-même.

Le plus communément, lorsque la terminaison doit être favorable, il survient d'abondantes sueurs. On nous dit qu'en Pologne la convalescence est longue, souvent suivie d'œdème, d'anasarque, de gangrène ; ces accidens s'expliquent facilement. Lorsque la chaleur du corps reparaît, et que les battemens du pouls se relèvent, on peut considérer le malade comme hors de danger. Le choléra ne saurait guère être confondu qu'avec la colique de plomb ou l'iléus. Mais dans la colique de plomb, la constipation est ordinairement rebelle ; les évacuations alvines sont également rares dans l'iléus : les circonstances commémoratives viennent d'ailleurs nous éclairer.

Est-ce le cœur qui, gagné par le spasme général, cesse tout-à-coup ses fonctions? Sont-ce les poumons qui cessent de respirer? Le cerveau est-il le premier organe qui soit frappé de mort? On conçoit que, suivant les circonstances, ces différens cas peuvent se présenter.

Nous allons examiner d'abord le traitement du choléra-morbus sous le rapport prophylactique. Si cette maladie était épidémique, et attaquait indifféremment tout le monde, il serait bien difficile de s'en préserver; mais il n'en est point ainsi, et quelle que fût d'ailleurs la contagion, il est évident qu'il est certaines dispositions qui rendent plus apte à le contracter. Cherchons donc à nous soustraire à tout ce qui peut mettre dans des conditions aussi malheureuses. On évitera de respirer les brouillards, un air humide, un air chargé de matières animales ou végétales en putréfaction; la chaleur et l'ardeur du soleil sont nuisibles. Il faut se préserver des variations brusques de l'atmosphère, d'un changement rapide de température: le climat humide est nuisible. Le voisinage des marais est un foyer de maladies. Les habitations seront bien aérées, éloignées des tanneries, des abattoirs, des blanchisseries; en un mot, de tous les établissemens d'où émane un air vicié. Les vêtemens doivent être chauds: le froid, surtout au ventre et aux pieds, suffit pour faire développer le choléra. Il faut éviter à l'extérieur les vêtemens de laine, qui se chargent facilement de miasmes, ou du moins les changer dès qu'on a été en contact avec des cholériques. Les bains tièdes et les frictions sur la peau sont très avantageux. Les alimens provenant des animaux occasionent des indigestions bien plus rarement que les végétaux, et on doit les préférer : il n'en serait pas ainsi s'il régnait quelque épizootie. Les alimens ne doivent être ni trop salés, ni trop épicés ; en général, il faut mettre de côté tous ces ragoûts où les aromates dominent. Les viandes salées, le poisson salé, la chair de porc, les œufs de poisson, les moules, etc., ne conviennent point. Parmi les végétaux, les choux, les pommes de terre, les haricots secs et verts, la salade, sont de digestion difficile. Parmi les fruits, on doit craindre les melons, les prunes, les ananas, les pêches, tous ceux qui n'ont point atteint une maturité complète. Les liqueurs fortes doivent être bannies ; on ne fera usage que d'un bon vin et d'eau bien filtrée. La bière mal préparée est très contraire ; que les personnes qui ont la mauvaise habitude de manger et boire trop vite s'en corrigent ! Il faut s'abstenir de prendre habituellement des purgatifs, comme le font quelques personnes. L'exercice et la promenade doivent surtout être recommandés. Les excès de travail, l'abus des plaisirs de l'amour, la fatigue et les veilles, sont de puissans auxiliaires du choléra ; enfin, toutes les affections morales sont nuisibles.

Dès que quelqu'un présente quelques symptômes du choléra sporadique, on doit lui donner pour boisson une infusion de tilleul, une légère infusion de sureau, une tisane de graine de lin, d'orge et de chiendent gommée, de riz gommée, ou de l'eau gommeuse, de l'eau de veau, de poulet, etc. ; de toutes ces tisanes, l'infusion de tilleul doit être préférée. Ces boissons, données tièdes, ne seront prises que par quart de verre et tous les quarts d'heure au plus, car elles sont spécialement administrées dans l'intention de rendre les contractions de l'estomac moins douloureuses. Pinel conseillait l'eau de groseilles. On fait appliquer sur le ventre des compresses trempées dans de l'eau de guimauve bien chaude, ou dans une décoction de pavots à laquelle on ajoute de la solution aqueuse d'opium. Les lavemens mucilagineux et narcotiques doivent être employés sur-le-champ. Le malade restera dans un repos absolu, loin du bruit, du froid ou d'une atmosphère trop chaude. Si les symptômes ne cèdent point, on donnera des lavemens avec vingt ou trente gouttes de laudanum ; on administrera des antispasmodiques et des narcotiques à l'intérieur, par exemple, quatre à six grains d'extrait d'opium dans la journée, soit en potion soit en pilules ; on a conseillé aussi d'avoir recours aux vésicatoires sur tout le ventre et l'épigastre. Les saignées sont généralement nuisibles, cependant on peut être obligé d'y avoir recours ainsi qu'à des applications de sangsues ; les vomitifs et les purgatifs doivent toujours être proscrits. On obtient de grands avantages des bains tièdes. M. Bowes, en Angleterre a préconisé l'acide nitrique contre le choléra ; quinze, vingt gouttes dans une infusion de colombo.

Le traitement à employer contre le choléra pestilentiel est de même nature, mais il doit être beaucoup plus énergique. Le docteur Kéraudren cite plusieurs observations recueillies par des chirurgiens de la marine. Ils ont obtenu des succès avec l'opium uni à l'éther : un gros de laudanum, un demi-gros d'éther avec quatre onces d'eau de menthe. Voilà une formule qu'il cite : Camphre, quatre grains; laudanum, quatre-vingts gouttes; esprit-de-vin rectifié, une once. Mêlez le tout à une once d'eau bouillante. A prendre en une seule dose toutes les six heures jusqu'à rémission des symptômes; par moitié seulement, si les sujets sont faibles. On a écrit de Pologne que dans un hôpital où un médecin anglais administre le calomélas à haute dose, vingt grains par demi-heure, il y a une mortalité effrayante. Les docteurs Léo et Malès vantent le nitrate de bismuth; d'autres médecins emploient les évacuans, puis les saignées, et la teinture d'opium à haute dose. Suivant les médecins français qui sont à Varsovie, les meilleurs moyens sont : les bains chauds, de larges sinapismes chauds sur le ventre, des frictions alcooliques sur les membres, les mains et les pieds; à l'intérieur, l'infusion de menthe, de mélisse; vient enfin l'emploi des révulsifs, de la saignée.

Le docteur Ranque considère trois nuances de choléra : névralgique, névro-adynamique, névro-phlegmasique. Dans le premier cas, on donne sur-le-champ un demi-bain chaud, on applique sur le ventre un épithème composé d'emplâtre de ciguë, de diachilon gommé, de thériaque, de camphre et de soufre, ou un cataplasme de farine de graine de lin saupoudré de camphre, d'émétique et de soufre; frictions à la partie interne des cuisses et des jambes et sur la colonne vertébrale avec un liniment composé d'eau de laurier-cerise, d'extrait de belladone et d'éther sulfurique; boissons aqueuses légèrement aromatisées. Dans le second cas, tout le ventre est couvert de l'épithème saupoudré d'émétique, de camphre et de soufre. On emploie en frictions un liniment d'huile de camomille et de teinture éthérée de quinquina jaune; eau d'orge et de chiendent coupée de vin d'alicante ou autre vin cuit. Dans le troisième cas, sangsues à l'abdomen, topiques mucilagineux, boissons adoucissantes, épithème non saupoudré, boissons aqueuses mêlées de peu de vin. Dans le choléra intermittent, M. Ranque applique son épithème trois heures avant l'accès, ou au moment même, si on n'a pas pu le prévenir. S'il y a une phlegmasie bien reconnue, il faut avoir recours aux boissons aqueuses acidulées, aux lavemens, aux demi-bains, aux sangsues, etc. Le docteur Labat, qui a traité le choléra-morbus dans les Indes, ne donne point de traitement autre que ceux connus; mais il blâme fortement l'emploi des moxas, des vésicatoires, des caustiques, etc. L'emploi des ventouses doit être d'une utilité incontestable, en ranimant la circulation des vaisseaux capillaires.

L'huile de cajéput a été vantée comme un spécifique : elle est chez les Malais une panacée universelle, comme le calomélas en Angleterre. On la donne jusqu'à la dose de cinquante gouttes à l'intérieur, et on conseille de s'en frictionner les tempes et les extrémités. Je crains qu'on ait trop vanté ses effets. On peut heureusement s'en passer pour guérir le choléra, car si nous avions cette maladie, il serait bien à craindre que l'on en fabriquât dans nos pays avec toute autre chose que les feuilles des mélaleuca. L'acétate de morphine peut être mis au premier rang des narcotiques : un seul grain sur l'épigastre, sur un vésicatoire ammoniacal, peut amener dans dix minutes la rémission des symptômes nerveux. L'ammoniaque liquide, donnée toutes les heures à la dose de six à huit gouttes dans un demi-verre d'infusion de tilleul, peut être très utile dans le choléra en excitant la transpiration. Il en est de même des frictions avec un mélange d'huile d'olive et d'ammoniaque.

Lorsqu'on arrive auprès d'un cholérique, le but

principal auquel doivent se rattacher tous les moyens curatifs est de combattre les accidens nerveux par les narcotiques et les antispasmodiques, et de rappeler la chaleur et la circulation vers les extrémités et vers la peau par des agens irritans ; il est assez important de chercher à faire la distinction qui a été établie par M. Ranque, mais il ne faut pas temporiser. Donnez par quart de verre, toutes les dix minutes, ou tous les quarts d'heure, une infusion de tilleul ou de mélisse, ou une décoction d'orge et de chiendent, chaude, aromatisée avec de l'eau de menthe, de camomille, ou de laurier-cerise. On prescrit la potion suivante: camphre, quatre grains; laudanum de Rousseau, un scrupule; éther sulfurique, vingt gouttes; alcool de menthe, dix gouttes; eau de menthe, ou de tilleul, ou de laitue, etc., deux onces. A prendre par cuillerée ordinaire, toutes les demi-heures, ou tous les quarts d'heure. Donnez plusieurs lavemens si le malade peut les garder, le suivant par exemple : extrait d'opium, deux à quatre grains; camphre, six grains; eau de gomme, quatre onces. On les administre tièdes. Que le malade soit placé dans un lit bien chaud; que tout le corps et surtout les pieds et les mains soient frottés vigoureusement à l'aide d'un gand, d'un morceau de flanelle ou d'une brosse, avec du vinaigre camphré, de de l'alcool camphré, la teinture de digitale, un liniment ammoniacal, ou tout autre excitant. Si les symptômes ne se calment point, on met le malade dans un bain chaud, auquel on peut ajouter de la graine de foin ou de sainfoin ; des plantes aromatiques telles que ; du romarin, de la sauge, etc. ; ou bien on enveloppe tout le corps de flanelle trempée dans de l'eau de sel fort chaude. Si les douleurs à l'épigastre sont violentes, on applique un petit vésicatoire avec l'alcali volatil sur l'épigastre, puis un demi-grain à deux grains d'acétate de morphine sur un morceau de taffetas gommé. Il faut avoir recours aux épithèmes de M. Ranque, aux rubéfians sur les mains et les pieds, à des ventouses sèches et scarifiées le long de la colonne vertébrale. On revient aux linimens déjà indiqués ; on administre l'alcali volatil à l'intérieur ; le malade est placé dans un bain de sable chaud. Viennent ensuite les vésicatoires, les moxas ; dirai-je enfin que dans les Indes on a été souvent jusqu'à cautériser la plante des pieds avec un fer rouge, dans des cas désespérés, et que l'on a obtenu un plein succès? Si le malade est très faible, employez le traitement tonique de M. Ranque. S'il existe une phlegmasie violente, ne craignez point de pratiquer des saignées générales ou locales à l'aide des ventouses, des sangsues. M. Millingen assure que lorsqu'il y a de violentes convulsions, une saignée au pied ou au bras les fait promptement cesser. Dès le début de la maladie, l'huile de cajéput peut être donnée à l'intérieur, mais il faut en même temps un traitement externe énergique. Si tout cela ne réussissait pas, on en pourrait venir au nitrate de bismuth, et aux autres moyens qui ont quelquefois réussi.

Pour se garantir de la contagion, les personnes qui se trouvent avec des cholériques doivent être très réservées dans leur manière de vivre. Les frictions huileuses, les lotions vinaigrées, les bains sont avantageux. On pourrait, autant que possible, ne toucher les malades qu'avec des gands, ne porter que des vêtemens de toile, ceux au moins qui s'appliquent immédiatement sur la peau, ou même de toile cirée. Il faut avoir soin de se laver souvent les mains avec un mélange d'eau et de vinaigre camphré ou de chlorure d'oxide de sodium. On se laverait aussi la bouche avec ces liquides. On pourrait, le matin et le soir, respirer un peu de chlore d'après la méthode de MM. Ganal ou Cottereau, boire de temps à autre une infusion de tilleul, de camomille, de feuilles d'oranger, de menthe, édulcorée avec du sirop de menthe ou du sirop d'éther. On a conseillé, comme préservatif sûr, les huiles essentielles, celle de camomille par exemple, prises à la dose de quelques gouttes sur du sucre le matin, et l'application habituelle d'un emplâtre de thériaque ou de poix sur l'épigastre. Enfin nous avons les moyens infaillibles que nous vantent les spéculateurs. L'un, en nous donnant une belle dissertation sur l'électricité, conseille de porter sur la poitrine, des amulettes de zinc et de bismuth; un autre a des huiles, des dragées, des pâtes, des élixirs, des ceintures etc., etc. Tous ces moyens tant préservatifs que curatifs sont en général assez innocens; mais si nous avions le choléra contagieux, l'autorité aurait à surveiller de près tous ces prétendus secrets.

Le meilleur moyen de nous préserver des miasmes qui nous arrivent par la respiration, c'est de décomposer l'air qui en est infecté. L'emploi du chlorure d'oxide de sodium est facile et sûr; on doit y avoir recours partout. On peut demeurer à peu près en sûreté dans la chambre d'un cholérique lorsqu'on en a décomposé l'atmosphère; peu importe alors que le choléra soit sporadique, épidémique ou contagieux, etc. On mêle une partie de chlorure avec six ou huit parties d'eau, et on en répand sur le parquet, sur les couvertures des malades. On promène dans la chambre un vase plein de ce mélange, et on le laisse auprès du lit du malade, à moins que l'odeur ne l'incommode. Il ne faut point avoir peur du choléra, mais bien prendre toutes les précautions possibles pour sa santé particulière, tandis que le gouvernement veille avec sollicitude et efficacité à la salubrité générale. J'ai eu l'occasion d'observer une fièvre jaune qui avait été importée par un navire marchand. Un petit nombre de personnes périrent promptement, mais les mesures que prit l'autorité la concentrèrent, et elle disparut au bout de peu de temps, sans avoir franchi les limites que l'on avait tracées.

Les fumigations de Guyton de Morveau sont employées pour désinfecter les vastes salles des établissemens publics. Pour une salle de quarante pieds sur vingt, on placera dans une capsule de terre cuite dix onces d'hydrochlorate de soude, deux onces d'oxide de manganèse, six onces d'acide sulfurique, et quatre onces d'eau. On ferme bien l'appartement et on n'y rentre que douze heures après. Si le vase est placé sur un bain de sable échauffé, les proportions seront moindres. Il en sera ainsi s'il reste des malades dans l'appartement. Alors on promène la capsule, ayant soin de verser de temps à autre un peu d'acide sulfurique sur le mélange.

Les fumigations d'acide nitrique sont préférables lorsqu'on est obligé de laisser quelqu'un dans l'appartement. Elles provoquent moins la toux. Pour une chambre de dix pieds carrés on verse quatre gros d'acide sulfurique sur quatre gros de nitrate de potasse. Si on en mettait une plus grande quantité dans chaque capsule, on s'exposerait à un dégagement de vapeurs rouges d'acide nitreux fort irritantes. Les fumigations de chlore et de soufre sont les meilleures pour désinfecter les vêtemens. Les fumigations d'aromates, etc., ne font que masquer momentanément la mauvaise odeur, et n'ont aucune action sur l'air environnant. Le chlorure d'oxide de sodium, le chlorure de chaux, ne peuvent être remplacés pour l'usage habituel, et sont les moyens désinfectans qui ont le moins d'inconvéniens dans les lieux que l'on ne peut cesser d'habiter momentanément pour y faire d'autres fumigations. Le chlorure de chaux est d'un emploi moins dispendieux que le chlorure de soude. Voici la formule indiquée pour les exhumations, la désinfection des fosses d'aisance : Chlorure de chaux, une livre; eau, quarante-huit livres. On trempe un drap dans cette solution, et on en couvre les corps en putréfaction; on en verse sur les lieux environnans, etc.

Pour désinfecter des plombs, des vases, etc., on les lave avec le mélange suivant : Chlorure de chaux, deux onces; eau, huit livres; remuez fortement, laissez déposer, tirez au clair, et lavez avec le liquide ainsi clarifié. Les vêtemens peuvent être parfaitement désinfectés, en les lavant dans un de ces mélanges, avec des proportions de chlorure moins fortes, ou avec de l'eau contenant du chlore gazeux, mais les couleurs sont enlevées ou très altérées (1). Je renvoie, pour les moyens d'assainissement des habitations en général, à tous les ouvrages d'hygiène publique. Espérons que le choléra-morbus pestilentiel ne viendra point nous attaquer en France. Déjà son intensité est de beaucoup diminuée dans les états les plus voisins qui en ont été infectés. Je désire, enfin, que l'on soit bien convaincu que la sobriété, la tempérance et la tranquillité morale, sont des cordons sanitaires que cette cruelle maladie ne saurait franchir.

(1) Les fumigations de vinaigre, et les immersions dans ce liquide, sont les moyens le plus usités.

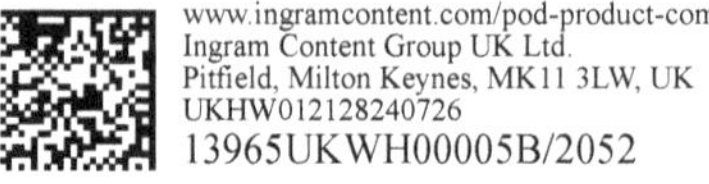

www.ingramcontent.com/pod-product-compliance
Ingram Content Group UK Ltd.
Pitfield, Milton Keynes, MK11 3LW, UK
UKHW012128240726
13965UKWH00005B/2052